I0209943

41 Recetas de Comidas Sanadoras del Cáncer de Piel:

Las Comidas Más Completas Para Combatir El Cáncer de Piel Para Ayudarlo a Sanar Rápido

Por

Joe Correa CSN

DERECHOS DE AUTOR

© 2016 Live Stronger Faster Inc.

Todos los derechos reservados

La reproducción o traducción de cualquier parte de este trabajo, más allá de lo permitido por la sección 107 o 108 del Acta de Derechos de Autor de los Estados Unidos, sin permiso del dueño de los derechos es ilegal.

Esta publicación está diseñada para proveer información precisa y autoritaria respecto al tema en cuestión. Es vendido con el entendimiento de que ni el autor ni el editor están envueltos en brindar consejo médico. Si éste fuese necesario, consultar con un doctor. Este libro es considerado una guía y no debería ser utilizado en ninguna forma perjudicial para su salud. Consulte con un médico antes de iniciar este plan nutricional para asegurarse que sea correcto para usted.

RECONOCIMIENTOS

Este libro está dedicado a mis amigos y familiares que han tenido una leve o grave enfermedad, para que puedan encontrar una solución y hacer los cambios necesarios en su vida.

41 Recetas de Comidas Sanadoras del Cáncer de Piel:

Las Comidas Más Completas Para Combatir El Cáncer de Piel Para Ayudarlo a Sanar Rápido

Por

Joe Correa CSN

CONTENIDOS

ACERCA DEL AUTOR

Luego de años de investigación, honestamente creo en los efectos positivos que una nutrición apropiada puede tener en el cuerpo y la mente. Mi conocimiento y experiencia me han ayudado a vivir más saludablemente a lo largo de los años y los cuales he compartido con familia y amigos. Cuanto más sepa acerca de comer y beber saludable, más pronto querrá cambiar su vida y sus hábitos alimenticios.

La nutrición es una parte clave en el proceso de estar saludable y vivir más, así que empiece ahora. El primer paso es el más importante y el más significativo.

INTRODUCCION

41 Recetas de Comidas Sanadoras del Cáncer de Piel: Las Comidas Más Completas Para Combatir El Cáncer de Piel Para Ayudarlo a Sanar Rápido

Por Joe Correa CSN

La época del año más peligrosa es definitivamente el verano, cuando estamos expuestos al sol la mayor parte del tiempo. Muchas personas usan protector para protegerse de los rayos UV dañinos, lo cual es una gran idea. Sin embargo, la mayoría de estos productos comerciales contienen químicos tóxicos que bloquean la absorción de vitamina D, que necesitamos, del sol. ¿Qué hacemos para proteger nuestra piel y salud? Bueno, leyendo este libro, ha tomado el primer paso en el cuidado de su piel y su salud general. ¡Felicitaciones!

En este momento, probablemente se estará preguntando cómo un simple libro puede cuidar su piel y prevenir las condiciones cancerígenas. La respuesta es simple, los estudios muestran que los mejores resultados para la prevención del cáncer de piel vienen de una dieta saludable que ayudará a su cuerpo a eliminar toxinas.

La clave al tratar de prevenir el cáncer de piel nace en comer alimentos ricos en antioxidantes, como frutas y vegetales. ¡Este libro es exactamente eso! Tiene la mejor colección posible de ingredientes escogidos cuidadosamente, que ayudarán a prevenir el cáncer de piel y condiciones generales de la salud. Están incluidas algunas súper comidas repletas de antioxidantes, que son perfectas para impulsar su sistema inmune.

Estas recetas contienen las vitaminas más importantes para su piel: vitamina A, B, C y D, y otros nutrientes irremplazables como el zinc, selenio, licopeno, y ácidos grasos esenciales. Estos nutrientes están distribuidos equitativamente entre desayuno, almuerzo, cena, ensaladas, sopas y batidos, y cubrirán todas sus necesidades diarias.

Seamos honestos, no hay "comida mágica" que curará el cáncer por la noche. Sin embargo, hay muchas súper comidas que definitivamente ayudarán a prevenir esta enfermedad peligrosa. Encontrará algunas recetas maravillosas como el Yogurt de Almendra con Frutos Secos, Omelette Vegetariano, y Arándanos y Durazno con Almendras para el desayuno.

El punto clave es que una dieta saludable es la mejor opción que puede hacer para usted y su piel. Una dieta saludable va más allá, incluso le ayuda a recuperarse de esta terrible enfermedad. Su cuerpo tiene su propio mecanismo de defensa natural y depende de usted para ayudar a fortalecerlo.

41 RECETAS DE COMIDAS SANADORAS DEL CÁNCER DE PIEL: LAS COMIDAS MÁS COMPLETAS PARA COMBATIR EL CÁNCER DE PIEL PARA AYUDARLO A SANAR RÁPIDO

Recetas de Desayuno

1.   **Omelette de Queso Verde**

Ingredientes:

2 huevos enteros

1 clara de huevo

1 cucharada de aceite de oliva

¼ onza de queso azul (Yo uso gorgonzola, pero cualquiera que tenga a mano servirá)

½ cucharadita de cúrcuma molida

Pizca de sal y pimienta

Un puñado de perejil picado, fresco

Preparación:

En una sartén mediana, calentar el aceite de oliva a fuego medio/alto. Mientras tanto, batir los huevos, clara de huevo, queso y cúrcuma. Añadir una pizca de sal y pimienta y mezclar bien.

Verter la mezcla en la sartén. Cuando dore de un lado, añadir perejil picado. Esperar unos 15 segundos y luego dar vuelta. Freír por 1 minuto más.

Servir.

Información Nutricional por porción: Calorías: 71, Proteínas: 12g, Carbohidratos: 2g, Grasas: 8g

2.   Avena de Damasco

Ingredientes:

2 onzas de avena

2 onzas de damascos, secos y trozados

1 onza de almendras, en rodajas

½ taza de Yogurt griego

½ cucharada de miel, cruda

½ taza de leche sin grasa

1 cucharadita de semillas de chía

½ cucharadita de extracto de vainilla

½ cucharadita de canela, molida

Preparación:

Poner las almendras, miel y leche en una procesadora. Pulsar por 30 segundos. Transferir la mezcla a un tazón mediano. Añadir la avena, yogurt, damascos y extracto de vainilla, y revolver bien para combinar. Rociar con canela y refrigerar por 15 minutos. Servir y disfrutar.

Información Nutricional por porción: Calorías: 129, Proteínas: 4.9g, Carbohidratos: 18.9g, Grasas: 4.8g

3. Magdalenas de Mango

Ingredientes:

1 mango grande, sin piel, por la mitad y sin carozo

½ taza de almidón de arrurruz (o tapioca)

½ taza de harina de coco

2 cucharada de leche

1 cucharada de semillas de girasol

2 cucharadita de polvo de hornear

¼ cucharadita de bicarbonato de sodio

1 cucharadita de endulzante de Stevia

Moldes para magdalenas

Preparación:

Precalentar el horno a 350°F.

Poner las mitades de mango en una procesadora. Pulsar por 20 segundos y luego agregar la leche. Continuar mezclando hasta obtener un puré cremoso.

Combinar la harina, almidón, polvo de hornear, bicarbonato de sodio, semillas de girasol y Stevia en un tazón grande y revolver bien. Añadir el puré y mezclar.

Verter la mezcla en los moldes para magdalenas y hornear por 15 minutos.

Información Nutricional por porción: Calorías: 154, Proteínas: 3.1g, Carbohidratos: 35.4g, Grasas: 0.9g

4.   Arándanos y Duraznos con Almendras

Ingredientes:

2 onzas de arándanos

2 duraznos medianos

1 onza de harina común

1 cucharadita de canela molida

½ cucharadita de jengibre, molido

1 onza de manteca, derretida

½ onza de almendras, trozadas

2 cucharada de azúcar negra

Preparación:

Precalentar el horno a 350°F. En un tazón grande, combinar la harina, almendras, azúcar y manteca. Aplastar con una cuchara para combinar. Dejar a un lado.

Poner los duraznos en una olla grande. Añadir agua hasta cubrir y hervir. Cocinar por 1 minutos y remover del fuego. Colar y pelar. Cortar por la mitad, remover el carozo y trozar en piezas del tamaño de un bocado. Transferir a una fuente levemente engrasada. Cubrir con la mezcla de arándanos y almendra.

Hornear por 20 minutos, o hasta que la superficie esté crujiente. Remover del horno y dejar enfriar antes de servir.

Información Nutricional por porción: Calorías: 201, Proteínas: 2.6g, Carbohidratos: 24.3g, Grasas: 10.1g

5.   Omelette Vegetariano

Ingredientes:

1 onza de brócoli

½ taza de frijoles de su elección

1 zanahoria pequeña, en rodajas

1 tomate grande, en piezas del tamaño de un bocado

1 cebolla morada mediana, sin piel y trozada

1 huevo

1 cucharada de aceite de oliva

¼ cucharadita de sal y pimienta

Preparación:

Poner el brócoli, zanahorias, tomate y frijoles en una olla profunda. Añadir agua hasta cubrir y hervir. Cocinar por 10 minutos a fuego medio. Remover del fuego.

Calentar aceite de oliva en una sartén grande a fuego medio/alto. Añadir las cebollas y freír hasta que trasluzcan. Agregar la mezcla de vegetales y continuar cocinando por 5 minutos más, revolviendo constantemente. Agregar el huevo, batiendo, y cocinar por 1 minuto más, permitiendo al huevo llegar a una textura semi rígida. Sazonar con sal y pimienta, y luego servir caliente.

Información Nutricional por porción: Calorías: 150, Proteínas: 5.5g, Carbohidratos: 11.3g, Grasas: 7.9g

6.   Tortilla de Batata y Queso Feta

Ingredientes:

1 batata mediana

1 pimiento rojo, en piezas del tamaño de un bocado

1 pimiento verde, en piezas del tamaño de un bocado

2 dientes de ajo, aplastados

3 huevos grandes

1 onzas Queso feta, desmenuzado

¼ taza de perejil, trozado fino

¼ taza de crema agria

¼ cucharadita de sal y pimienta

1 cucharada de aceite de oliva

Preparación:

Lavar, pelar y cortar la batata en piezas del tamaño de un bocado. Combinar los pimientos y batata en un tazón grande. Cubrir con el perejil, sal y pimienta. Revolver bien y dejar a un lado.

Precalentar el horno a 350°F.

Batir los huevos en un tazón grande. Añadir el queso, crema agria y aceite de oliva. Mezclar con un tenedor. Verter sobre la mezcla de batata y pimiento, y revolver bien.

Engrasar una fuente de hornear con aceite de oliva. Agregar la mezcla y hornear por 45 minutos. Remover del horno y dejar reposar por 10 minutos. ¡Servir y disfrutar!

Información Nutricional por porción: Calorías: 201, Proteínas: 10.2g, Carbohidratos: 16.8g, Grasas: 10.5g

7.   Yogurt de Leche de Almendra con Nueces

Ingredientes:

1 taza de yogurt de leche de almendra

½ taza de nueces, trozadas

¼ taza de semillas de chía

1 cucharada de jalea de higo

Preparación:

En un tazón mediano, combinar 1 taza de yogurt de leche de almendra con semillas de chía. Cubrir con las nueces picadas y jalea de higo. Mezclar. Servir inmediatamente y disfrutar.

Información Nutricional por porción: Calorías: 210, Proteínas: 3.2g, Carbohidratos: 21.4g, Grasas: 13.8g

Recetas de Almuerzos

8.   Verdes a Fuego Lento con Aceite de Oliva

Ingredientes:

½ taza de arroz negro

3 onzas espárragos, trozados fino

2 onzas rúcula, despedazada

3 onzas hojas de mangle, despedazadas

3 dientes de ajo, aplastados

¼ cucharadita de pimienta negra, molida

1 cucharadita de sal

¼ taza de jugo de limón fresco

3 cucharada de aceite de oliva

Preparación:

Poner el arroz en una olla. Agregar 1 ½ taza de agua y hervir. Cocinar por 10 minutos, o hasta que el líquido se haya evaporado. Revolver ocasionalmente. Remover del fuego y dejar a un lado.

Llenar una olla grande con agua salada y añadir la rúcula, espárragos y hojas de mangle. Hervir y cocinar por 2-3 minutos. Remover del fuego y colar.

En una sartén mediana, calentar 3 cucharadas de aceite de oliva. Agregar el ajo y freír, revolviendo por 3 minutos. Añadir las hojas hervidas, sal, pimienta y la mitad del jugo de limón. Freír por 5 minutos más. Agregar el arroz y mezclar bien.

Remover del fuego. Sazonar con más jugo de limón y servir.

Información Nutricional por porción: Calorías: 232, Proteínas: 3.7g, Carbohidratos: 25.8g, Grasas: 15.7g

9.   Hojas de Uva Rellenas

Ingredientes:

8 onza de hojas de uva

1 lb. de carne, molida

2 cebollas medianas, en cubos

2 cucharada de aceite de oliva

½ cucharadita de sazón de hierba de ajo

½ cucharadita de sal

1 cucharadita de menta fresca, picada fino

¼ cucharadita de pimienta negra, molida

Preparación:

Hervir cuatro tazas de agua en una olla profunda. Poner las hojas de uva y cocinar por 1 minuto, para ablandarlas.

Tomar un tazón grande y combinar la carne molida con cebollas en cubos, sal, pimienta y sazón de hierba de ajo. Mezclar bien para combinar. Poner 2 cucharadas de la mezcla en el centro de cada hoja de uva. Enrollar y sellar las puntas.

Tomar una sartén grande y engrasar con 1 cucharada de aceite de oliva. Poner los rollos adentro y agregar agua hasta cubrir. Tapar y cocinar por 50 minutos, a fuego medio/bajo.

Servir caliente y disfrutar.

Información Nutricional por porción: Calorías: 207, Proteínas: 13.2g, Carbohidratos: 18.8g, Grasas: 30.2g

10.   Pavo con Brócoli

Ingredientes:

8 onza de pechuga de pavo, sin piel ni hueso

3 onza de brócoli, trozado

1 onza de Brotes de Bruselas, picado

3 dientes de ajo, en cubos

¼ taza de perejil fresco, trozado

½ cucharadita de sal

¼ cucharadita de pimienta negra, molida

¼ cucharadita de orégano seco, molido

2 cucharada de aceite de oliva

Preparación:

Hervir el brócoli y brotes de Bruselas en una olla profunda. Añadir suficiente agua hasta cubrir los vegetales y tapar. Cocinar por 10 minutos. Dejar a un lado.

Calentar aceite de oliva en una sartén a fuego medio/alto. Agregar los dientes de ajo y freír por 3 minutos.

Cortar la carne de pavo en cubos y añadir a la sartén. Continuar cocinando por 8 minutos, revolviendo para que la carne se dore en todos lados. Servir el pavo con la mezcla de brócoli hervido y sazonar con sal, pimienta, orégano y perejil. Disfrute

Información Nutricional por porción: Calorías: 163, Proteínas: 34.6g, Carbohidratos: 19.6g, Grasas: 27.4g

11.   Berenjenas Rellenas

Ingredientes:

2 berenjenas medianas

2 cebollas pequeñas, sin piel y picada fina

2 dientes de ajo, aplastados

¼ taza de perejil, trozado fino

1 tomate grande, sin piel y picado fino

¼ cucharadita de sal

¼ cucharadita de pimienta negra, molida

2 cucharada de aceite de oliva

1 hoja de laurel, seca y molida

2 cucharada de almendras, trozado fino

Preparación:

Precalentar el horno a 350°F. Poner papel de hornear sobre una fuente.

Cortar las berenjenas por la mitad longitudinalmente. Remover la pulpa y ponerla en un tazón mediano.

Transferir las pieles de berenjena a un tazón diferente. Cubrir con sal y dejar reposar por 5 minutos.

Calentar aceite de oliva a fuego medio/alto. Freír brevemente las pieles de berenjena de cada lado por 3 minutos, y remover.

En la misma sartén, agregar las cebollas y ajo. Freír por varios minutos y añadir el tomate. Mezclar bien y hervir a fuego lento hasta que los tomates ablanden. Agregar la pulpa de berenjena, sal, pimienta, hoja de laurel, almendras y perejil. Cocinar por 5 minutos más, revolviendo constantemente.

Rellenar las mitades de berenjenas con la mezcla. Transferir a una fuente y hornear por 15 minutos, o hasta que estén levemente carbonizadas.

Servir caliente con el aderezo de su elección, como crema agria, mostaza o queso rallado.

Información Nutricional por porción: Calorías: 260, Proteínas: 7.8g, Carbohidratos: 45.7g, Grasas: 8.9g

12.   Gulasch de Frijoles Verdes

Ingredientes:

1 libra de frijoles, pre cocidos

2 zanahorias medianas, lavadas, en rodajas

1 pimiento rojo grande, trozadas

2 cebollas medianas, en rodajas

5 dientes de ajo, aplastados

3 tomates, en rodajas

1 taza de salsa de tomate

1 cucharada pimentón

1 taza de apio, trozadas

2 cucharada de aceite de oliva

7 tazas de agua

Preparación:

En una sartén grande, calentar el aceite de oliva a fuego alto. Freír las cebollas por 2 minutos. Agregar las zanahorias, pimiento y ajo. Cocinar por 10 minutos a fuego alto. Transferir a una olla grande.

Añadir los tomates, salsa de tomate y 1 taza de agua caliente. Agregar los frijoles pre cocidos y 5 tazas de agua, junto con el apio y pimentón. Sellar la olla. Cocinar a fuego alto por 10 minutos, luego remover y dejar reposar. Servir y disfrutar.

Información Nutricional por porción: Calorías: 125, Proteínas: 12.5g, Carbohidratos: 18.2g, Grasas: 21.3g

13.   Vegetales Mixtos Fritos

Ingredientes:

2 pimiento rojo grandes, trozadas

2 tomates medianos, trozadas

½ calabacín, sin piel y trozada

1 cebolla grande, trozado fino

2 dientes de ajo, aplastados

3 cucharada de aceite de oliva

¼ cucharadita de sal

¼ cucharadita de pimienta negra, molida

Preparación:

Rebanar los pimientos y tomates, removiendo las semillas. Poner las rodajas en un tazón grande. Dejar a un lado.

Tomar una sartén grande y calentar el aceite de oliva a fuego medio. Freír la cebolla y ajo por 3 minutos, y luego agregar el calabacín. Continuar cocinando por 5 minutos más, o hasta que el líquido se evapore. Finalmente, agregar los tomates y pimientos. Cocinar otros 5 minutos, revolviendo constantemente. Remover del fuego y servir.

Información Nutricional por porción: Calorías: 85, Proteínas: 2.3g, Carbohidratos: 10.8g, Grasas: 32.5g

14.   Ternera con Puerro

Ingredientes:

½ libra de ternera, sin piel ni hueso

½ libra de puerro, trozadas en piezas del tamaño de un bocado

1 tomate grande, trozadas

2 dientes de ajo, trozado fino

3 cucharada de aceite de oliva

½ cucharadita de Pimienta cayena (puede usar pimienta negra para evitar lo picante de la pimienta cayena)

½ cucharadita de sal

Preparación:

Cortar la carne en piezas del tamaño de un bocado. Ponerla en una olla profunda. Agregar agua hasta cubrir y sazonar con sal. Tapar y cocinar por 15 minutos a fuego medio/alto.

Añadir el puerro, 1 cucharada de aceite de oliva y pimienta. Reducir el fuego al mínimo y continuar cocinando por 5 minutos.

Mientras tanto, picar la cebolla y ajo en una procesadora por 10 segundos.

Calentar 2 cucharadas de aceite de oliva en una sartén grande y agregar la cebolla y ajo. Freír por 3 minutos o hasta que trasluzcan. Añadir el tomate y freír 1 minuto más, luego transferir a la olla. Cocinar todo junto por 2 minutos finales, revolviendo.

Remover del fuego y servir caliente.

Información Nutricional por porción: Calorías: 205, Proteínas: 14.8g, Carbohidratos: 22.4g, Grasas: 28.9g

Recetas de Cenas

15. Brócoli a la Cacerola

Ingredientes:

2 coronas de brócoli grandes, trozadas

1 taza Brotes de Bruselas, por la mitad

1 taza de quínoa, lavada

4 tazas de caldo vegetal

2 cebollas pequeñas, trozado fino

1 taza de crema agria

2 cucharaditas tomillo seco, molido

4 cucharada de aceite de oliva

½ cucharadita de sal

¼ cucharadita de pimienta negra, molida

Preparación:

Precalentar el horno a 350°F.

En una cacerola grande, combinar la quínoa con el caldo vegetal y tomillo seco. Agregar sal y pimienta a gusto y hervir. Reducir el fuego y cocinar por 12 minutos, hasta que el líquido se haya absorbido. Remover del fuego y dejar a un lado.

Calentar el aceite de oliva en otra cacerola grande. Agregar las cebollas y freír por 2 minutos, o hasta que trasluzcan. Añadir el brócoli y brotes de Bruselas. Continuar cocinando por 10 minutos, hasta que ablanden.

En un tazón grande, mezclar el brócoli con la quínoa. Agregar crema agria y revolver bien. Poner en una fuente levemente engrasada. Hornear por 20 minutos, o hasta que la parte superior este crujiente.

Dejar enfriar y servir.

Información Nutricional por porción: Calorías: 220, Proteínas: 6.4g, Carbohidratos: 10.9g, Grasas: 17.6

16.   Hamburguesas de Batata y Salmón

Ingredientes:

1 lb. batata, en rodajas

6 onzas filete de salmón fresco

1 taza de leche

1 huevo

1 cucharadita de sal marina

1 cucharada de manteca

1 taza de harina común

½ taza de pan rallado

½ taza de perejil, trozado fino

1 cucharada de aceite de oliva

Preparación:

Poner las rodajas de batata en una olla profunda. Añadir agua hasta cubrir y hervir. Cocinar hasta que ablanden. Remover del fuego y transferir a un tazón grande. Agregar sal, leche y manteca. Aplastar hasta obtener un puré y dejar a un lado.

Picar el filete de salmón y agregarlo al puré de batata. Añadir harina, huevos y perejil, y mezclar bien. Usando sus manos, formar hamburguesas de 1 pulgada de espesor, y cubrir en pan rallado.

Precalentar aceite a fuego medio/alto. Freír cada hamburguesa por 3 minutos de cada lado.

Servir con vegetales frescos de su elección.

Información Nutricional por porción: Calorías: 111, Proteínas: 8g, Carbohidratos: 13g, Grasas: 4g

17.   Champiñones Grillados

Ingredientes:

3 onza de champiñones

1 cucharadita de eneldo fresco

½ cucharadita de polvo de ajo

¼ cucharadita de sal

2 onzas de rúcula fresca

1 cucharadita de romero fresco, trozadas

1 cucharadita de aceite de oliva

½ cucharadita de vinagre balsámico

½ cucharadita de pimienta molida

Preparación:

Precalentar un grill antiadherente a fuego medio/alto.

Limpiar, lavar y cortar cada champiñón por la mitad. Poner en el grill y cocinar por 5 minutos, o hasta que el líquido evapore. Remover del fuego. Combinar el aceite de oliva con romero, vinagre, eneldo, sal, pimienta y los champiñones y revolver bien. Rociar con polvo de ajo y servir con rúcula fresca.

¡Disfrute!

Información Nutricional por porción: Calorías: 119 Proteínas: 22g, Carbohidratos: 1.5g, Grasas: 1.7g

18. Frijoles, Frutos Secos y Semillas

Ingredientes:

1 taza de quínoa, pre cocida

1 taza de frijoles blancos, pre cocidos

3 cucharada de avellanas, tostadas

1 cucharada de almendras, trozado fino

1 cucharada de linaza

½ taza de perejil fresco

1 cebolla pequeña, sin piel y trozada

2 dientes de ajo, trozado fino

¼ cucharadita de sal

5 cucharada de aceite de oliva

1 taza de champiñones, en rodajas

Preparación:

Combinar las avellanas, almendra, linaza, perejil, sal y 3 cucharadas de aceite de oliva en una procesadora. Pulsar por 30 segundos.

Calentar el aceite restante en una sartén grande. Agregar la cebolla y ajo. Freír por varios minutos, hasta que esté levemente carbonizado.

Añadir la quínoa, frijoles blancos, champiñones y mezclar bien. Cocinar por 5 minutos más, o hasta que el agua evapore.

Remover del fuego y transferir a un tazón. Agregar la mezcla de frutos y mezclar bien.

Servir y disfrutar.

Información Nutricional por porción: Calorías: 193 Proteínas: 28.3g, Carbohidratos: 40.6g, Grasas: 9.9g

19.   Magdalenas Vegetarianas con Mozzarella

Ingredientes:

2 tazas de harina de trigo

½ taza de harina de arroz

1 cucharada de polvo de hornear

½ cucharadita de sal

1 taza de leche

2 huevos

2 cucharada de aceite de oliva

¼ taza de Queso mozzarella, desmenuzado

¼ taza de espinaca, cocida y colada

¼ taza de brócoli, cocido y procesado

Moldes para magdalenas

Preparación:

En un tazón grande, combinar las harinas, polvo de hornear y sal. Añadir, batiendo gentilmente, la leche y 2 huevos. Mezclar bien con una batidora eléctrica. Agregar la espinaca, brócoli procesado y queso mozzarella. Mezclar de nuevo. Verter en moldes para magdalenas.

Precalentar el horno a 300°F. Hornear por 25 minutos. Dejar enfriar y servir.

Información Nutricional por porción: Calorías: 176 Proteínas: 9.5g, Carbohidratos: 24.2g, Grasas: 8.3g

Recetas de Ensaladas

20.   Ensalada de Repollo Morado con Zanahorias

Ingredientes:

½ cabeza de repollo morado

2 cebollas de verdeo grandes, lavadas, en rodajas

2 zanahorias medianas, lavadas, en rodajas

2 cucharada de aceite de oliva

2 cucharada de jugo de limón fresco

½ cucharadita de sal marina

½ cucharadita de pimienta negra, molida fresca

Preparación:

Cortar el repollo en piezas y poner en una procesadora. Pulsar rápidamente para picar.

En un tazón de ensalada, combinar el repollo con las zanahorias en rodajas y cebollas de verdeo. Mezclar con aceite de oliva, jugo de limón, sal marina y pimienta negra.

Información Nutricional por porción: Calorías: 156, Proteínas: 1.1g, Carbohidratos: 17.8g, Grasas: 17.7g

21. Ensalada de Verdes de Remolacha y Col Rizada

Ingredientes:

2 onzas de hojas de remolacha

2 onzas de hojas de col rizada

4 tomates bebé

2 cucharada de aceite de oliva

½ cucharadita de sal

¼ cucharaditas pimienta negra, molida

1 cucharaditas jugo de limón

Preparación:

En un tazón de ensalada, combinar las hojas de remolacha con la col. Mezclar con los tomates bebé, aceite de oliva, jugo de limón, sal marina y pimienta negra.

Servir y disfrutar.

Información Nutricional por porción: Calorías: 158, Proteínas: 1.1g, Carbohidratos: 16.5g, Grasas: 8.3g

22.   Ensalada Radical de Rábanos y Frijoles

Ingredientes:

8 onza de frijoles de su elección pre cocidos

5 rábanos, en rodajas

1 pepino, en rodajas

3 cebollas de verdeo, trozadas

½ taza de apio fresco, trozadas

1 pimiento rojo, en rodajas

1 pimiento verde, en rodajas

Para el aderezo:

¼ taza de aceite de oliva

1/8 taza de vinagre de sidra de manzana

1 cucharadita de polvo de chile

1 cucharadita de tomillo fresco, trozado fino

¼ cucharadita de sal

¼ cucharadita de pimienta negra, molida

Preparación:

Combinar los ingredientes del aderezo en un tazón. Mezclar bien y dejar reposar por 15 minutos en la nevera.

Mientras tanto, combinar los frijoles pre cocidos con el pepino, pimiento verde, pimiento rojo, apio, cebollas y rábanos en un tazón grande de ensalada.

Rociar con el aderezo, servir y disfrutar.

Información Nutricional por porción: Calorías: 359, Proteínas: 12.6g, Carbohidratos: 45.8g, Grasas: 20.3g

23.   Ensalada de Lentejas con Perejil Fresco

Ingredientes:

1 taza de lentejas

1 cebolla de verdeo mediana, trozadas

¼ taza de perejil, trozadas

½ cucharadita de sal

¼ cucharadita de pimienta negra, molida fresca

2 cucharada de aceite de oliva

1 cucharada de semillas de sésamo

Preparación:

Primero, cocinar las lentejas. Usar 3 tazas de agua para 1 taza de lentejas secas. Hervir el agua, reducir el fuego a medio y cubrir. Cocinar por 20 minutos. Remover del fuego y colar. Dejar enfriar y luego transferir a un tazón de ensalada.

Cubrir con las cebollas y perejil, y sazonar con sal, pimienta, aceite de oliva y semillas de sésamo. Mezclar y servir.

Información Nutricional por porción: Calorías: 300, Proteínas: 16.5g, Carbohidratos: 33.6g, Grasas: 12.7g

24. Ensalada de Calabaza Hokkaido con Salmón

Ingredientes:

½ calabaza Hokkaido pequeña, en cubos

3 onza de salmón ahumado, en rodajas

½ taza de espinaca bebé, trozado fino

½ taza de nueces, trozadas

1 cucharada de aceite de oliva

1 cucharada de jugo de limón

¼ cucharadita de sal

¼ cucharadita de pimienta negra, molida

Preparación:

Precalentar el horno a 320°F.

Pelar la calabaza y cortar en cubos del tamaño de un bocado. Poner papel manteca sobre una fuente. Engrasar la fuente con aceite de oliva. Poner los cubos encima y añadir sal y pimienta. Hornear por 10 minutos, o hasta que carbonice levemente.

Calentar aceite de oliva en una sartén antiadherente a fuego medio/alto. Agregar el salmón ahumado y grillar hasta que esté crujiente de ambos lados. Remover de la sartén y dejar a un lado.

Esparcir la espinaca bebé sobre una fuente. Cubrir con los cubos de calabaza y salmón ahumado. Rociar con nueces y jugo de limón, aceite de oliva, sal y pimienta. Servir inmediatamente y disfrutar.

Información Nutricional por porción: Calorías: 306, Proteínas: 13.7g, Carbohidratos: 6.9g, Grasas: 25.2g

## 25.	Ensalada de Espinaca Bebé con Aderezo de Jugo de Manzana Fresco

Ingredientes:

4 onzas espinaca bebé, trozado fino

3 cebollas de verdeo medianas, trozadas

3 cucharada de vinagre de sidra de manzana

½ taza de jugo de manzana fresco

2 cucharada de aceite de oliva

1 cucharada de Mostaza de Dijon

½ cucharadita de sal

Preparación:

En un tazón pequeño, combinar el jugo de manzana con sidra, aceite de oliva, mostaza y sal. Mezclar bien y dejar a un lado.

En un tazón grande de ensalada, combinar la espinaca bebé con cebollas de verdeo. Cubrir con el aderezo de manzana y mezclar bien. Servir.

Información Nutricional por porción: Calorías: 107, Proteínas: 5.9g, Carbohidratos: 11.4g, Grasas: 5.3g

Recetas de Sopas

26.   Sopa de Frijoles Aplastados

Ingredientes:

1 taza de frijoles de su elección, cocidos y colados

1 zanahoria pequeña

1 cebolla pequeña

¼ cucharadita de sal

¼ cucharadita de pimienta negra molida fresca

1 cucharada de aceite de oliva

Preparación:

Lavar las cebollas y zanahorias. Ponerlas junto a los frijoles en una cacerola. Agregar agua con sal y cocinar por 5 minutos. Remover del fuego y dejar reposar 5 minutos. Poner en una procesadora. Pulsar.

Calentar el agua restante hasta el hervor y revolver con un poco de aceite. Cocinar hasta que la mezcla espese, agregar los vegetales procesados y cocinar por 5 minutos.

Servir caliente.

Información Nutricional por porción: Calorías: 95, Proteínas: 5.9g, Carbohidratos: 11.8g, Grasas: 5g

27.   Sopa de Coliflor

Ingredientes:

1 cabeza de coliflor grande, en piezas del tamaño de un bocado

1 taza de queso Cottage, desmenuzado

2 cucharada aceite de oliva

1 diente de ajo aplastados

1 puerro, trozado

1 cucharada de manteca

4 onzas caldo vegetal

½ cucharadita de sal

Preparación:

Poner la coliflor y queso Cottage en una procesadora. Pulsar por 30 segundos y dejar a un lado.

Calentar el aceite de oliva en una olla grande a fuego medio/alto. Añadir manteca, ajo y puerro, y cocinar por 3 minutos.

Transferir la mezcla de coliflor a la olla y añadir el caldo vegetal. Cubrir, reducir el fuego al mínimo y cocinar por 25 minutos.

Servir caliente.

Información Nutricional por porción: Calorías: 132, Proteínas: 9.3g, Carbohidratos: 21.4g, Grasas: 7.9g

28.   Sopa de Zanahoria

Ingredientes:

5 zanahorias grandes, lavadas, en rodajas

1 taza de caldo vegetal

2 tazas de agua

¼ cucharadita de sal marina

¼ cucharadita de pimienta molida

1 cucharadita de romero seco

Preparación:

Calentar una olla grande con 2 tazas de agua a fuego medio/alto. Poner todos los ingredientes adentro. Cocinar por 5 minutos, revolviendo. Tapar y cocinar por 5 minutos más. Apagar el fuego, destapar, y revolver por 2 minutos.

Servir caliente.

Información Nutricional por porción: Calorías: 96, Proteínas: 6.3g, Carbohidratos: 14.6g, Grasas: 4.2g

29.   Sopa de Frijoles Verdes y Brócoli

Ingredientes:

8 onzas de frijoles verdes

1 cebolla pequeña, en rodajas

2 tazas de brócoli, trozado fino

1 diente de ajo entero

¼ cucharadita de pimienta molida

¼ cucharadita de sal

2 cucharada aceite de oliva

1 hoja de laurel

¼ taza de crema agria

Preparación:

Remojar los frijoles por la noche. Lavar y colar.

Poner los frijoles, aceite de oliva, brócoli, ajo y cebolla en una procesadora junto a ½ taza de agua. Pulsar por 2 minutos.

Poner todos los ingredientes en una olla grande y cocinar por 30 minutos, revolviendo ocasionalmente.

Al servir, cubrir con una cucharada de crema agria.

Servir caliente y disfrutar.

Información Nutricional por porción: Calorías: 115, Proteínas: 4.3g, Carbohidratos: 15.7g, Grasas: 4.6g

30. Sopa Cremosa de Champiñones, Coco y Zanahoria

Ingredientes:

1 zanahoria en cubos

½ taza de coco rallado

1 taza de leche de coco

1 taza de champiñones, en rodajas finas

5 tazas de agua

1 cucharadita de pimienta

1 apio, trozadas

1 cucharada de aceite de oliva

1 cucharadita de sal marina

1 pimiento verde, trozadas, sin semillas

3 cebollas, trozadas

Preparación:

Calentar el aceite de oliva en una olla profunda a fuego medio/alto. Añadir las cebollas, zanahorias y coco rallado. Cocinar por 5 minutos y luego agregar los champiñones, apio y pimienta. Continuar cocinando, revolviendo, por 5 minutos más.

Añadir la leche de coco y agua. Reducir el fuego, tapar y cocinar por 20 minutos.

Remover del fuego, sazonar con sal y pimienta y servir.

Información Nutricional por porción: Calorías: 130, Proteínas: 2.3g, Carbohidratos: 9.2g, Grasas: 14.4g

31.   Sopa de Tomate

Ingredientes:

8 tomates, sin piel y trozados

½ taza de apio, trozado fino

1 cebolla mediana, en cubos

¼ taza de albahaca fresca, trozado fino

½ cucharadita de pimienta negra, molida

4 tazas de agua

1 cucharada aceite de oliva

Preparación:

Precalentar una sartén antiadherente con aceite de oliva a fuego medio/alto. Añadir las cebollas, apio y albahaca. Rociar con pimienta y freír por 10 minutos, hasta que caramelice.

En una olla grande, añadir los tomates y una taza de agua. Bajar el fuego a medio/bajo y cocinar por 15 minutos, hasta que ablanden. Añadir 1 taza de agua y hervir. Agregar la mezcla de cebolla y apio y cocinar por 2 minutos, revolviendo. Remover del fuego y servir con perejil fresco.

Información Nutricional por porción: Calorías: 25, Proteínas: 0.7g, Carbohidratos: 8.9g, Grasas: 0.9g

32.　Sopa de Brotes de Bruselas

Ingredientes:

2 tazas brotes de Bruselas frescos, por la mitad

¼ taza de perejil fresco, trozado fino

1 cucharadita de tomillo seco

1 cucharada de jugo de limón fresco

¼ cucharadita de sal marina

Preparación:

Poner los brotes de Bruselas en una olla profunda y cubrir con agua. Hervir y cocinar hasta que ablanden. Remover del fuego y colar.

Transferir a una procesadora. Añadir el perejil fresco, tomillo y ½ taza de agua. Pulsar hasta obtener una mezcla suave. Verter en la olla y añadir 1 taza de agua. Hervir y cocinar por 10 minutos, a fuego bajo. Sazonar con sal, servir caliente y disfrutar.

Información Nutricional por porción: Calorías: 87, Proteínas: 3.5g, Carbohidratos: 7.6g, Grasas: 5.3g

33.   Sopa de Pollo con Ajo

Ingredientes:

2 pechuga de pollo, sin piel ni hueso

1 cucharada de perejil, molido fresco

5 dientes de ajo, trozado fino

1 cebolla pequeña, trozadas

1 cucharada de harina común

4 cucharada de aceite de oliva

½ cucharadita de sal

¼ cucharadita de pimienta negra, molida

Preparación:

Precalentar 2 cucharadas de aceite de oliva en una sartén a fuego medio/alto. Añadir la cebolla y 3 dientes de ajo. Freír hasta que trasluzca.

Transferir a una olla profunda. Agregar la pechuga de pollo, perejil, sal y pimienta. Verter agua hasta cubrir. Tapar y cocinar por 30 minutos a fuego mínimo.

Colar la sopa a un tazón grande. Trozar el pollo en piezas del tamaño de un bocado.

Calentar 2 cucharadas de aceite de oliva en una olla grande a fuego medio/alto. Transferir el pollo junto con el ajo y cocinar 1 minuto. Añadir la harina y continuar cocinando por 2 minutos más.

Finalmente, verter la sopa a la olla y cocinar, revolviendo, por 10 minutos. Servir caliente.

Información Nutricional por porción: Calorías: 93, Proteínas: 12.8g, Carbohidratos: 16.5g, Grasas: 22.4g

34.   Sopa de Zanahorias y Carne

Ingredientes:

8 onza de carne, sin piel ni hueso

3 zanahorias medianas, lavadas, trozadas

1 cebolla mediana, trozada

1 huevo grande

1 cucharadita de crema agria

2 cucharadita de perejil, trozado fino

2 hojas de laurel

4 cucharada de aceite de oliva

½ cucharadita de sal

½ cucharadita de pimienta negra, molida

Preparación:

Poner la carne en una olla profunda. Cubrir con agua, tapar, reducir el fuego al mínimo y cocinar por 30 minutos hasta que ablande.

Mientras tanto, calentar aceite de oliva en una sartén a fuego medio/alto. Añadir las cebollas y zanahorias. Verter 1 taza de agua y cocinar hasta que ablanden.

Agregar sal, pimienta y hojas de laurel. Reducir el fuego al mínimo.

Mientras tanto, batir los huevos con la crema agria. Ponerlos en la olla y revolver por 1 minuto. Finalmente, agregar el perejil y dejar cocinar a fuego medio por 2 minutos.

Servir caliente.

Información Nutricional por porción: Calorías: 110, Proteínas: 8.7g, Carbohidratos: 9.4g, Grasas: 18.5g

35.   Sopa de Berenjenas

Ingredientes:

3 berenjenas pequeñas, sin piel y cortadas en piezas del tamaño de un bocado

1 cebolla morada mediana, trozada fina

2 tomates medianos, sin piel y trozados

1 cucharada de crema agria

2 cucharada de aceite de oliva

½ cucharadita de sal

½ cucharadita de pimienta negra, molida

¼ cucharadita de ají picante, molido

Preparación:

Poner los cubos de berenjenas en un tazón grande y añadir sal. Dejar reposar por 15 minutos.

Calentar 2 cucharadas de aceite de oliva en una sartén grande a fuego medio/alto. Agregar la cebolla y freír hasta que trasluzca. Añadir las berenjenas y freír por 2 minutos más. Tomar 2 cucharadas de la mezcla y poner en un tazón pequeño.

Agregar los tomates a la sartén y revolver bien. Cocinar por 3 minutos más y dejar reposar un rato. Transferir a una procesadora y pulsar.

En una olla grande, verter la mezcla de la procesadora. Añadir 1 taza de agua, sal, pimienta negra y ají picante. Tapar y cocinar por 15 minutos.

Servir con los cubos de berenjenas restantes.

Información Nutricional por porción: Calorías: 125, Proteínas: 5.6g, Carbohidratos: 17.4g, Grasas: 19.7g

Recetas de Batidos

36.   Batido de Naranja y Banana

Ingredientes:

2 naranjas grandes, sin piel y por la mitad

1 banana, sin piel y trozada

1 cucharadita de jugo de limón

1 cucharadita de miel, cruda

¼ cucharadita de canela, molida

Preparación:

Combinar la banana, naranjas, jugo de limón y miel en una procesadora. Pulsar y verter en una taza. Agregar canela encima. Mezclar con una cuchara.

Servir con hielo.

Información Nutricional por porción: Calorías: 137, Proteínas: 2.0g, Carbohidratos: 35.3g, Grasas: 0.5g

37. Batido de Vegetales Verdes

Ingredientes:

¼ taza de brócoli, por la mitad

¼ taza de Brotes de Bruselas, por la mitad

¼ taza de espinaca, trozado fino

1 cucharadita de jugo de limón

1 taza de jugo de naranja

¼ cucharadita de menta molida

Preparación:

Cocinar el brócoli, brotes de Bruselas y espinaca en una olla con agua hirviendo por 10 minutos, hasta que ablanden. Colar y dejar enfriar por 5 minutos.

Transferir los vegetales a una procesadora. Agregar la menta molida, jugo de limón y jugo de naranja. Pulsar y refrigerar por 15 minutos.

Agregar cubos de hielo y servir.

Información Nutricional por porción: Calorías: 73, Proteínas: 6.3g, Carbohidratos: 14.1g, Grasas: 0.4g

38.   Batido de Zanahoria y Jengibre

Ingredientes:

4 zanahorias grandes, lavadas, en rodajas

1 naranja, en gajos

¼ taza de raíz de jengibre, en rodajas

1 taza de jugo de manzana fresco

Preparación:

Combinar los ingredientes en una procesadora y pulsar. Servir frío.

Información Nutricional por porción: Calorías: 97, Proteínas: 4.2g, Carbohidratos: 14.1g, Grasas: 0.4g

39. Batido de Manzana e Higos

Ingredientes:

1 manzana verde pequeña, en rodajas

4 higos frescos, por la mitad

1 kiwi, sin piel y en rodajas

¼ taza de espinaca trozada finamente

Jugo de 1 lima

½ cucharadita de endulzante de Stevia

½ taza de leche

½ taza de agua

Preparación:

Combinar todos los ingredientes en una licuadora. Pulsar hasta que esté suave. Servir frío.

Información Nutricional por porción: Calorías: 243, Proteínas: 4.7g, Carbohidratos: 26.8g, Grasas: 5.5g

40. Batido de Col Rizada con Leche de Almendra

Ingredientes:

1 taza de leche de almendra

1 taza de col rizada cruda, trozada fina

½ durazno, en rodajas

1 rodaja de melón

1 cucharadita de cúrcuma molida

1 cucharada de semillas de sésamo

1 cucharadita de endulzante de Stevia

Preparación:

Poner los ingredientes en una procesadora. Pulsar y servir.

Información Nutricional por porción: Calorías: 153, Proteínas: 4.8g, Carbohidratos: 45.5g, Grasas: 4.3g

41. Batido de Coco Desintoxicante

Ingredientes:

1taza de agua de coco

¼ taza de espinaca bebé, trozada fina

½ taza de té verde

¼ taza de pepino, sin piel y trozado

½ palta, trozada

1 cucharaditas extracto de vainilla

2 cucharaditas endulzante de Stevia

Preparación:

Combinar los ingredientes en una licuadora por unos 40 segundos. Enfriar bien, servir y disfrutar.

Información Nutricional por porción: 110, Proteínas: 4.2g, Carbohidratos: 8.5g, Grasas: 3.4g

OTROS TITULOS DE ESTE AUTOR

70 Recetas De Comidas Efectivas Para Prevenir Y Resolver Sus Problemas De Sobrepeso: Queme Calorías Rápido Usando Dietas Apropiadas y Nutrición Inteligente

Por

Joe Correa CSN

48 Recetas De Comidas Para Eliminar El Acné: ¡El Camino Rápido y Natural Para Reparar Sus Problemas de Acné En 10 Días O Menos!

Por

Joe Correa CSN

41 Recetas De Comidas Para Prevenir el Alzheimer: ¡Reduzca El Riesgo de Contraer La Enfermedad de Alzheimer De Forma Natural!

Por

Joe Correa CSN

70 Recetas De Comidas Efectivas Para El Cáncer De Mama: Prevenga Y Combata El Cáncer De Mama Con una Nutrición Inteligente y Alimentos Poderosos

Por

Joe Correa CSN

www.ingramcontent.com/pod-product-compliance
Lightning Source LLC
Chambersburg PA
CBHW051036030426
42336CB00015B/2903